LE GOMENOL

VIIe Congrès International de la Tuberculose

ROME 1912

LE GOMENOL

Médicament Anti-Tuberculeux

PAR LE

DOCTEUR PAUL ROUSSEAU

de la Faculté de Paris

Ex-Interne de l'Hôpital Péan

Médecin de l'Hôpital Darb-el-Ahmar du Caire

A. MALOINE

ÉDITEUR

PARIS

INTRODUCTION

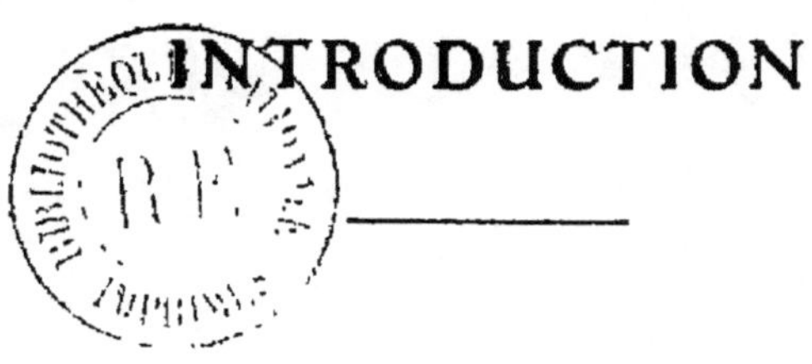

Si nombreux ont été les médicaments proposés à la thérapie antituberculeuse et qui n'ont pas tenu leurs promesses, que j'aurais hésité à parler aujourd'hui devant vous de celui-ci qui, cependant, a fait ses preuves ; mais de grands noms, HUCHARD, GUYON, ROBIN, DUJARDIN-BEAUMETZ, l'ont préconisé déjà bien avant moi ; j'ai donc la conviction absolue de faire œuvre utile en parlant du gomenol qui a réellement une efficacité marquée dans les affections tuberculeuses, qu'il s'agisse de tuberculose pulmonaire ou bien de tuberculoses cutanées, ganglionnaires, articulaires, osseuses ou urinaires.

J'ai voulu résumer dans la présente communication les propriétés sinon spécifiques, du moins manifestement curatives de ce médicament.

LE GOMENOL

Le gomenol est l'essence balsamique pure, naturelle, constante, retirée des feuilles sélectionnées et mondées d'une variété de Malaleuca viridiflora, particulière à la Nouvelle-Calédonie et cultivée spécialement.

Le gomenol n'a donc rien d'un remède secret. Il n'est pas non plus un produit de synthèse. C'est un médicament simple, chimiquement défini, recueilli tel que le donne la nature.

Sa consécration scientifique a été établie par d'importants travaux, poursuivis à l'Institut Pasteur par M. le Professeur G. Bertrand ; à la Faculté de Médecine de Paris par M. le professeur agrégé Desgrez ; à l'Ecole supérieure de Pharmacie par M. le Professeur Gueguen.

Au point de vue de sa composition, les recherches de M. Bertrand sont venues montrer la grande analogie que présente le gomenol avec le terpinéol synthétique de List. « A l'encontre des eucalyptols que l'on retire des autres essences, écrit cet auteur, celui du gomenol ne contient aucune trace d'aldéhydes. Le gomenol n'est donc pas toxique. »

M. le professeur Desgrez est arrivé à cette même conclusion que : « l'innocuité du produit est absolue et qu'il lui faut, pour devenir un poison, atteindre des doses extraordinairement élevées et inusitées en thérapeutique. » C'est ainsi que le gomenol présente une toxicité deux fois moindre que la créosote, quatre fois moindre que le formol, neuf fois moindre que le collargol, etc...

Et hier, à cette même place, Billon (de Marseille), donnait une preuve clinique évidente de sa non toxicité, puisque c'est au gomenol qu'il a recours comme antiseptique dans le traitement de la tuberculose par le procédé de Forlanini. L'azote qu'il envoie dans la plèvre barbote en passant dans un tube empli de gomenol. Sur 150 injections, jamais il n'a eu de réaction pleurale sérieuse, et les résultats ont toujours été excellents. Dès les premières minutes qui suivent l'injection, le malade sent le goût du gomenol dans la bouche : ainsi s'opère l'antisepsie rétrograde du poumon.

Quant à M. le professeur Gueguen, il a surtout dirigé ses recherches du côté du pouvoir antiseptique du gomenol. Il s'est appliqué notamment à en fixer les doses inhibitrices suffisantes pour empêcher le développement des bactéries pathogènes. Pour le bacille de Koch, cette dose est de 3 grammes par litre de bouillon. Dans un travail ultérieur, il a établi que, « en présence de la moindre trace de gomenol, le bacille de la tuberculose ne cultive pas *in vitro* ».

D'autre part, les recherches cliniques sont venues en préciser les très remarquables propriétés.

M. le Dr DUJARDIN-BEAUMETZ, qui expérimenta le premier le gomenol dans son service de l'hôpital Cochin, l'a défini, dès 1893 : « un remarquable modificateur du terrain malade ».

De fait, il immunise les tissus, excite leur vitalité et favorise la formation des cellules naissantes en développant le pouvoir phagocytaire des leucocytes.

Très puissant antiseptique, c'est également un très actif analgésique, un désodorisant de premier ordre, un stimulant de l'énergie vitale, et cela d'autant mieux qu'il est « hautement diffusible ».

Aussi M. le Dr Liotard (de Nice) dans son ouvrage sur les *Huiles essentielles et Essences antiseptiques*, est-il arrivé à cette conclusion : « Aucune essence ne peut être identifiée avec le gomenol, aucune ne saurait lui être impunément substituée. Aucune autre essence, en effet, ne réunit le même ensemble de propriétés thérapeutiques, ni ne les possède à un aussi haut degré que le gomenol, alors que toutes présentent certains inconvénients qu'il n'a pas ».

En ce qui concerne ses applications à la tuberculose, le gomenol a déjà suscité bon nombre de travaux : thèses dans les Facultés de médecine, Communications dans les Congrès et les Sociétés savantes, Publications dans les périodiques médicaux.

C'est ainsi qu'au point de vue de la tuberculose pulmonaire, nous devons mentionner notamment les thèses des Drs Lafont (1899) et de la Foulhouze, à la Faculté de Paris (1905) ; les leçons cliniques de M. le professeur Robin, à l'hôpital Beaujon (1902 et 1910) ; les communications des Drs Bernheim et Quentin au Congrès de Madrid (1903) ; celles des Drs Mendel, Barbary, Dubousquet-Laborderie, Dominé et Chabas au Congrès international de la tuberculose (Paris 1905) ; celle encore du Dr Conde-florès à l'Académie de Médecine de Caracas (1908).

Au point de vue des tuberculoses dites chirurgicales, signalons la thèse du Dr Tribes à la Faculté de Médecine de Paris (1911) ; les travaux du Dr Balencie, assistant du Dr Calot, de Berck (1909) ; du Dr Roederer, assistant à l'hôpital Bretonneau (1910) ; du professeur Julliard, de Genève (1909) ; du Dr Rallier du Baty, du Dr Courtin, Médecin des Hôpitaux de Bordeaux (*Presse Médicale* 1911) ; du Dr Rousseau, du Caire (Communications et présentations de malades guéris à la Société de Médecine Khédiviale du Caire) (février 1910 et janvier 1912).

Enfin, en ce qui concerne la tuberculose urinaire, ce sont les leçons cliniques de M. le professeur Guyon, à l'hôpital Necker (1903) ; la thèse du Dr Haim, à la Faculté de Paris (1905) ; la communication du Dr Pasteau, au Congrès d'Urologie (1903) ; celle du Dr Cathelin, au Congrès international de la tuberculose (1905) ; autant de noms qui constituent pour le gomenol des références plus que suffisantes.

Aussi, sans prétendre apporter à l'étude du produit une contribution nouvelle, nous bornerons-nous à coordonner tous ces travaux et à en présenter comme la synthèse.

I. — Tuberculose pulmonaire

Très diffusible, puissamment antiseptique, jouissant de propriétés antitoxiques : excitateur des centres nerveux, le gomenol, en stimulant à un très haut point le pouvoir phagocytaire des leucocytes, apparaît comme un véritable immunisant de l'organisme. Son emploi est donc nettement indiqué, non seulement comme adjuvant mais comme médication fondamentale, dans le traitement des tuberculoses pulmonaires.

D'une part, en effet, il agit comme médicament phagogène, comme agent mononucléose, comme réfecteur d'énergie ; d'autre part, ayant pour voie principale d'élimination la surface pulmonaire, il vient exercer, au sein même des lésions, une puissante action antiseptique directe. A ce propos, je signale en passant l'efficacité absolument remarquable du gomenol dans la coqueluche : il doit être considéré en injections sous-cutanées comme le médicament de choix. Il a été signalé comme tel par le professeur Ausset (de Lille) et par moi-même, en 1910, dans une communication à la Société de Médecine khédiviale du Caire et dans le journal *La Pédiatrie pratique.*

Unanimes ont été les expérimentateurs dans leurs conclusions.

« C'est un médicament qui a toujours répondu le mieux à mon attente, déclare le Dr DUBOUSQUET-LABORDERIE (Congrès international de la tuberculose, Paris 1905) et je le considère, concurremment avec l'alimentation et l'aération, comme le plus apte à aider le malade dans sa lutte contre le bacille de Koch et les associations microbiennes qui l'accompagnent. »

D'après les Drs BERNHEIM et QUENTIN (Congrès de Madrid 1903) il agit surtout sur les associés du bacille de Koch : « En désinfectant pour ainsi dire le terrain, en le débarrassant des nombreux microbes et agents d'infection qui sont les fidèles compagnons du bacille, l'organisme est placé dans des conditions telles qu'il finit par triompher.

Dans sa thèse très documentée, le Dr LAFONT (Faculté de Paris 1899) a établi les points suivants :

1° Le gomenol agit comme un puissant excitant de la nutrition générale ; chez tous les malades nous avons, en effet, noté une rapide augmentation de poids, un grand relèvement de l'appétit.

2° Au point de vue pulmonaire, on note, à la suite de son administration, une notable diminution de la toux et de l'expectoration. Les signes stéthoscopiques s'améliorent rapidement, les râles humides deviennent secs, le tissu pulmonaire reprend son élasticité. Dans bon nombre de cas où nos malades présentaient des cavernes, les souffles perdaient assez vite leur timbre amphorique et bruyant pour prendre une note plus douce, indice à notre avis d'une cicatrisation des parois de la caverne.

3° On remarque, chez tous les malades, une diminution rapide, puis la disparition des sueurs nocturnes.

Divers auteurs ont signalé ses utiles effets contre l'hémoptysie, et le Dr Barbary (de Nice) écrit à ce propos : « Différents agents médicamenteux s'adressant à l'infection bacillaire, peuvent être administrés sans danger à tous les tuberculeux en hypotension ou tension normale, mais dès que la tension dépasse la normale, c'est au gomenol que nous donnons la préférence. »

« Par son action rapide et par son grand pouvoir antiseptique, disent Dominé et Chabas, professeurs de clinique au sanatorium de Porto-Cœli, à Valence (Espagne) ; les associations microbiennes s'affaiblissent et disparaissent. En outre, il amoindrit les énergies propres de l'agent tuberculeux.

« Nous sommes convaincus, ajoutent ces auteurs, que, pour le moment, il n'y a aucun médicament d'action purement locale et pulmonaire qui puisse être comparé au gomenol. »

Je ne multiplierai pas ces citations, toutes concordantes.

Rappelons seulement que HUCHARD fut l'un des premiers à préconiser son emploi dans les tuberculoses pulmonaires et qu'à l'heure actuelle, M. le professeur ROBIN (Communication à l'Académie de Médecine, janvier 1910) le considère comme la base rationnelle de tout traitement.

Une question importante à préciser est celle de l'administration du médicament aux tuberculeux pulmonaires.

Les inhalations en sont un premier mode, de même que les pulvérisations, qui se trouvent exercer la plus heureuse influence sur le chimisme respiratoire.

L'ingestion de capsules ou de glutinules est pareillement susceptible de bons effets.

Mais la thérapeutique véritablement active consiste à administrer la médication en injections, soit intra-musculaires (Oléo-gomenol à

20 p. 100), soit intra-trachéales (Oléo-gomenol à 5 ou à 10 et même 20 p. 100).

La manière de procéder est la suivante :

1° *Injections intra-musculaires.* — Il y a avantage à procéder par séries successives d'injections, chaque série étant séparée de la suivante par un repos de plus en plus long : 10 à 12 jours entre la première et la deuxième série, 20 à 22 jours entre la deuxième et la troisième, etc... Dans chaque série, injections quotidiennes et progressives jusqu'à la dose maxima personnelle du malade.

Il y a parfois chez certains malades de la réaction fébrile et des douleurs musculaires intenses si l'on dépasse une certaine concentration. Pour les injections intra-musculaires il faut s'en tenir à la concentration 10 ou 20 p. 100, ou faire des injections sous-cutanées.

Pour la première dose, injections initiales de 2 centimètres cubes d'oléo-gomenol à 20 p. 100 augmentées chaque jour de 1 centimètre cube, en tâtant la susceptibilité du malade ; progresser plus lentement au début si la tuberculose est à forme congestive.

Pour chacune des périodes suivantes, même

point de départ, mais augmentation journalière de 2 centimètres cubes.

La dose maxima personnelle coïncide avec la saturation de l'organisme, elle est de 20 à 25 centimètres cubes chez le même sujet, elle s'élève à chaque nouvelle série d'injections pour atteindre une limite où elle demeure ensuite constante.

Tant que les doses progressives injectées journellement sont inférieures à la dose maxima personnelle du malade, la température, qui a été en décroissant au début des injections, se maintient voisine de la normale.

Lorsque la température est observée très régulière et normale pendant plusieurs jours de suite, c'est que la dose maxima personnelle est atteinte. Dès qu'elle est dépassée, il se produit de la dyspnée et une élévation brusque de la température.

L'apparition de ces deux signes de sursaturation ou de l'un d'eux, indique qu'il faut interrompre le traitement ou abaisser les doses.

Dans la tuberculose à forme congestive, une progression journalière trop rapide provoque aussi des manifestations semblables sans que soit atteinte la dose maxima que le malade est en état de supporter. On abaissera alors les doses pendant trois ou quatre jours, puis on recommencera à les augmenter, d'abord tous les deux ou trois jours et ensuite tous les jours en tâtant la susceptibilité du malade.

2° *Injections intra-trachéales.* — Le gomenol est d'une utilité incontestable, écrit le Dr Rosenthal (*Archives générales de Médecine*, février 1912), il est la base absolue de la médication intra-trachéale.

Ces injections sont faites avec l'oléo-gomenol à 5 ou à 10 p. 100. Plusieurs méthodes ont été proposées, dont deux surtout importent : la méthode transglottique, dont le Dr de la Jarrige s'est fait le valeureux champion, et la méthode simplifiée préconisée par Mendel.

Quelle que soit la méthode employée, les résultats de ces injections se résument ainsi :

1° La toux diminue peu à peu d'intensité et de fréquence puis finit par disparaître ;

2° L'expectoration est facilitée, les crachats se liquéfient, deviennent rares et finalement se tarissent ;

3° Les signes stéthoscopiques se modifient ; l'oppression cesse, la respiration est très rapidement améliorée ;

4° Parallèlement à ces modifications locales,

l'état général s'améliore à grands pas, la fièvre tombe, les sueurs nocturnes disparaissent, l'appétit augmente, les forces reprennent.

II. — TUBERCULOSES CHIRURGICALES

La méthode de traitement des tuberculoses externes par les injections modificatrices est actuellement admise par la plupart des chirurgiens comme la seule rationnelle. Restait à définir, parmi les substances proposées, celle qui présente le maximum d'avantages et le minimum de dangers, celle dont l'emploi est le plus commode et le moins douloureux, celle enfin dont les résultats sont les plus sûrs. Or, ici encore, le gomenol doit rallier les suffrages. Très démonstratifs à cet égard sont les importants travaux de M. Roederer, Assistant à l'hôpital Bretonneau ; de M. Balencie, Assistant du Dr Calot, de Berck ; de M. Rallier du Baty, ancien interne des hôpitaux ; du Dr Tribes, qui en a fait l'objet de sa thèse (Faculté de Paris, Novembre 1911).

De ce dernier travail (1) très documenté (il ne comporte pas moins de 41 observations per-

(1) Maloine, 1911.

sonnelles concernant des gommes tuberculeuses suppurées, des adénites, des ostéites tuberculeuses, des ostéo-arthrites, des fistules) ressort manifestement la preuve que le gomenol s'est montré supérieur aux autres agents modificateurs. Il est tout à la fois, selon les expressions de l'auteur, « un agent qui provoque la liquéfaction des fongosités, une substance asséchante, une substance sclérogène ».

Comme agent de ramollissement, il a paru au Dr Tribes « avoir une action douce, régulière dans ses effets, modérée, par suite facilement dosable ». De plus, l'injection n'en est pas douloureuse. Enfin, un précieux avantage est « qu'avec ce médicament il est parfaitement inutile de recourir, pour la cure des tuberculoses externes, à l'emploi d'agents modificateurs différents, suivant que l'on veut provoquer au début du traitement la destruction et l'évacuation des produits fongueux, à la fin l'assèchement de la cavité de l'abcès, comme cela est nécessaire avec les agents qui ne remplissent qu'une seule de ces indications. »

D'une façon générale on peut ainsi définir la conduite à suivre :

1o *Gommes tuberculeuses*. — En présence d'une

gomme tuberculeuse suppurée, l'indication est formelle. Il importe de ponctionner assez tôt pour empêcher l'envahissement des couches superficielles par le processus tuberculeux, envahissement qui ne manquerait pas de se produire si la lésion était abandonnée à elle-même. Après ponction, injection de 1/2 à 2 centimètres cubes d'oléo-gomenol à 20 p. 100. La guérison est obtenue en peu de jours.

2° *Ganglions.* — Les ganglions suppurés doivent être ponctionnés puis on injecte une petite dose d'oléo-gomenol à 20 p. 100. Les résultats en sont, sans conteste, de beaucoup supérieurs à ceux obtenus par l'incision.

Dans les adénites non suppurées pour lesquelles on interviendrait, il faut se défier des réactions inflammatoires locales, parfois considérables qui menaceraient la peau et fistuliseraient.

Les réactions du gomenol sont à surveiller dans la seule préoccupation esthétique. Ces réactions étant variables avec chaque individu, il faudra toujours injecter de faibles doses et tâter ainsi la susceptibilité du malade. De la sorte on évitera la fistule, l'écueil si redouté des tuberculoses chirurgicales. On guérira plus vite et plus sûrement.

Il faut s'en tenir pour les ganglions non ramollis à la concentration 10 p. 100.

J'insiste beaucoup à ce sujet, et je citerai cette observation typique :

« Un chirurgien du Caire m'adressait, l'an dernier, un pharmacien de cette ville, M. W..., porteur d'une énorme glande, très dure, de la région sous-maxillaire.

Prudemment, j'injectai au centre de la glande 4 ou 5 gouttes d'oléo-gomenol à 10 p. 100. Il eut une réaction locale considérable : la glande grossit, la peau rougit et s'amincit, menaçant de fistuliser, mais étant données les propriétés fondantes du gomenol, dès le lendemain, je pouvais retirer par ponction avec l'aspirateur Calot, 4 centimètres cubes de pus, ce qui suffit à sauver la situation.

Après six injections, la glande n'existait plus et je présentai à la Société de Médecine Khédiviale le malade guéri absolument sans trace ».

3° *Ostéo-arthrites.* — En pareil cas, l'oléo-gomenol à 10 p. 100 assure les meilleurs résultats, sans provoquer de vives douleurs ni de brusque gonflement de l'articulation.

Dans les tumeurs blanches prises dès leur début, déclare Balencie, ces injections peuvent amener, avec la sédation de la douleur, la régression de la maladie et la restitution *ad integrum.*

Quant aux arthrites suppurées, écrit le Dr Tribes, on doit chercher à les guérir comme un abcès froid, et, pour ce faire, il ne faut pas craindre d'injecter une quantité plus considérable d'oléo-gomenol, au risque d'amener une légère réaction.

Bien que le naphtol et le thymol déterminent également des réactions plus vives, on m'objectera que toute réaction est à redouter pour les séreuses. Il n'y aura rien à redouter du côté des séreuses méningées si l'on a eu soin (ce que je pratique toujours et ce que je crois être le premier à conseiller) si l'on a eu soin, dis-je, de mettre préventivement l'organisme en état de résistance au bacille par une série d'injections intramusculaires d'oléo-goménol. Et cette technique, soit dit en passant, est indiquée avant tous les traumatismes opératoires ou orthopédiques sur terrain tuberculeux.

Je dirai, moi, qu'ici encore il faudra injecter de très petites doses (1 centimètre cube), et de l'oléo à faible concentration.

Il m'est arrivé à l'hôpital Darb-el-Ahmar la chose suivante :

Je soignai chez un enfant de 12 ans une ostéo-arthrite bacillaire du genou déjà ancienne. Ne pouvant arriver à débarrasser l'articulation de toutes ses fongosités, j'injectai 2 centimètres cubes d'oléo-gomenol à 20 p. 100. Violente réaction locale, suppuration intarissable, si bien que l'arthrite bacillaire évolua finalement comme un abcès chaud et qu'il me fallut, pour arriver à guérison, ouvrir au bistouri ce genou globuleux que j'avais tant travaillé à ne pas laisser fistuliser spontanément alors qu'il contenait des fongosités tuberculeuses.

4° *Ostéites.* — En présence d'un abcès ossifluent, on doit d'abord ponctionner et tenter ensuite d'obtenir la guérison complète à l'aide des injections modificatrices. L'oléo-gomenol a ainsi amené la guérison rapide d'ostéites sternales, cubitales, tibiales.

« Il nous a paru précieux, ajoute le Dr Tribes, et tout spécialement indiqué à cause de son action relativement douce, dans les ostéites superficielles, dans les *spina ventosa*, par exemple. »

5° *Fistules.* — Enfin, dans les fistules même infectées, il convient d'injecter une solution d'un titre plus élevé et à doses plus grandes (4 à 5 centimètres cubes d'oléo-gomenol à 33 p. 100). En pareils cas, déclare le Dr Tribes, le gomenol apparaît véritablement comme « l'agent idéal », puisqu'il est possible, en raison de sa toxicité pratiquement nulle, d'en déposer des quantités parfois considérables au sein des tissus atteints sans amener de phénomènes inflammatoires trop intenses ou des symptômes d'intoxication.

Bref, de l'avis de tous les expérimentateurs, le gomenol apparaît, dans les tuberculoses locales, comme la substance modificatrice la plus active, la plus efficace et la plus maniable.

« Par l'afflux de polynucléaires qu'il provoque dans les tissus tuberculeux, dit Balencie, le gomenol réactive la protéolyse locale, accélère la digestion des masses tuberculeuses que la ponction amène ensuite au dehors, enfin vient assurer la réparation des tissus qui se fait de façon progressive par bourgeonnement. »

6° *Chirurgie générale.* — Il faut insister également sur l'action remarquablement bienfaisante et réparatrice du gomenol en chirurgie générale, quand l'acte opératoire s'est exercé notamment sur l'organisme en déchéance des tuberculeux chez qui l'effraction créée par le bistouri cicatrise mal, ou trop lentement.

III. — TUBERCULOSE URINAIRE

Les excellents résultats du gomenol dans la tuberculose vésicale ont été tout d'abord signalés par M. le Professeur Guyon dans ses *Leçons cliniques* (1903), puis bien mis en valeur par les travaux de Pasteau et de Michon, par la thèse de Haim (Faculté de Paris 1905), par les communications du Dr Cathelin, ancien chef de clinique de l'hôpital Necker.

Les déductions pratiques qu'établit ce dernier auteur sont les suivantes :

1° Sous l'action des instillations d'oléo-gomenol, le symptôme douleur s'atténue, puis disparaît de façon rapide ;

2° La capacité vésicale augmente dans de larges proportions, les mictions deviennent plus espacées ;

3° On observe dans les urines une diminution, puis une disparition complète des bacilles pathogènes, soit bacilles de Koch, soit microbes associés ;

4° Les lésions vésicales semblent devoir guérir plus rapidement avec le gomenol qu'avec tout autre antiseptique ; les examens cystoscopiques donnent la preuve indéniable de son action curative ;

5° Enfin l'état général, toujours si malmené, est puissamment amélioré par le traitement au gomenol.

« Il est donc permis de conclure en dernière « analyse, écrit le Dr CATHELIN, que les ins- « tillations d'oléo-gomenol à 20 p. 100 exer- « cent dans le traitement des cystites tuber- « culeuses, des résultats puissamment actifs, « voire même des effets curatifs manifestes. »

Voici, d'autre part, l'avis émis par le Dr DUHOT, chef de service des Hôpitaux de Bruxelles à la Société Belge d'urologie (1906).

« Le gomenol continue à nous donner les meilleurs résultats dans la thérapeutique si ingrate de la tuberculose vésicale et nous a permis, dans la première de nos observations, d'obtenir une guérison complète de la vessie et dans la seconde, une amélioration considérable.

« Dans les cas de cystites tuberculeuses non justiciables de la néphrectomie, ou chez des sujets se refusant à l'opération, l'oléo-gomenol a puissamment aidé à faire disparaître le sang des urines et à diminuer considérablement le ténesme et la pollakiurie. »

Dans les tuberculoses testiculaires, ce même auteur en a également retiré les meilleurs effets : « Dans les tuberculoses testiculaires, écrit-il, les injections d'oléo-gomenol, aux environs des foyers, aident puissamment à leur résorption. Pour les lésions prostatiques et spermatocystiques, les suppositoires au gomenol seront des plus utiles ».

Au sujet de la cystite tuberculeuse, lésion la plus fréquente, rappelons la technique des instillations intra-vésicales :

La vessie étant préalablement vidée par la sonde, on introduit l'instillateur par lequel on fait pénétrer 4 à 5 centimètres cubes d'oléo-gomenol à 20 p. 100.

Cette instillation peut être au besoin faite deux fois par jour, matin et soir. La durée du traitement peut être indéfiniment prolongée sans que les malades en ressentent le moindre inconvénient.

*
* *

Pour être complet, nous devrions passer successivement en revue toutes les localisations de la tuberculose, à commencer par la tuberculose laryngée, où les injections intra-trachéales d'oléo-gomenol à 10 p. 100 se montrent également d'une activité si appréciable : s'il ne peut s'agir de guérison dans la pluralité des cas, elle en retardent l'évolution, en atténuent les symptômes les plus pénibles, décongestionnent la muqueuse, circonscrivent les infiltrations. C'est surtout quand les lésions se trouvent localisées à la région périglottique que la médication amène d'heureux effets.

Nous devrions insister aussi sur les diverses formes de tuberculose intestinale, et en particulier sur la diarrhée des tuberculeux, si rebelle aux méthodes ordinaires de traitement, alors que l'ingestion de glutinules de gomenol et mieux les lavements profonds d'oléo-gomenol, 20 à 33 p. 100, se montrent souvent d'une précieuse efficacité.

Mais nous ne pouvons faire, en ce court travail, un exposé de toute la pathologie tuberculeuse.

Nous avons montré que le gomenol constitue contre les diverses manifestations de la tuberculose, une arme thérapeutique puissante. Rien ne sera plus simple que d'en varier les modes d'applications selon que se présentera telle ou telle modalité clinique.

CONCLUSIONS

1° Si le gomenol n'est pas le spécifique de la tuberculose, li en constitue, néanmoins, un des traitements les plus rationnels et le plus fertile en résultats. Sa grande efficacitén'a d'égale que son innocuité absolue.

2° Toutes les localisations tuberculeuses se trouvent être justifiables de son emploi, car il est tout à la fois un antiseptique puissant, un désodorisant de premier ordre, un actif stimulant de l'énergie vitale.

3° Dans la tuberculose pulmonaire, en raison de ses propriétés antitoxiques et phagogènes, il assure les meilleurs résultats, il détruit les associations microbiennes qui accompagnent le bacille de Koch, excite la nutrition générale, fait rapidement rétrocéder les grands symptômes morbides (fièvre, anorexie, sueurs, signes stéthoscopiques).

4° Dans les tuberculoses chirurgicales (gommes, ganglions, arthrites, ostéites, fistules) c'est un modificateur « idéal ». Aucune substance ne saurait lui être comparée comme commodité d'emploi, comme facile tolérance, comme promptitude d'effets. Il présente le maximum d'avantages et le minimum de dangers.

5° Enfin dans la tuberculose vésicale, c'est, sans contradiction possible, la médication de choix. Outre que les lésions guérissent infiniment plus vite qu'avec tout autre antiseptique, il fait disparaître le symptôme douleur, modifie les urines, améliore puissamment l'état général.

Orléans. Imp. H. Tessier.

www.ingramcontent.com/pod-product-compliance
Lightning Source LLC
LaVergne TN
LVHW052014160826
845678LV00003B/1051

* 9 7 8 2 3 2 9 6 5 0 2 2 7 *